DIETA MEDITERRÂNICA KETOGÉNICA

Receitas mediterrânicas de baixas calorias para iniciantes

Tabela de Conteúdos

dificuldades ou danos que lhes possam ocorrer após empreender a informação aqui descrita.

Além disso, a informação contida nas páginas seguintes destina-se apenas a fins informativos e deve, portanto, ser considerada como universal. Como convém à sua natureza, é apresentada sem garantia quanto à sua validade prolongada ou qualidade provisória. As marcas que são mencionadas são feitas sem consentimento escrito e não podem de forma alguma ser consideradas um endosso do titular da marca.

Introdução

Ao longo dos últimos dez anos, numerosos investigadores da saúde obrigaram médicos e nutricionistas a mudar a noção de uma dieta saudável. Como resultado, foram feitas novas descobertas que dizem mais sobre as verdadeiras causas e mecanismos de doenças prejudiciais como o cancro, diabetes e doenças coronárias e, por esta razão, o conceito anterior de alimentação saudável tem sido desconsiderado. Pesquisas recentes forneceram provas dos benefícios de gorduras saudáveis na dieta, e isto levou ao desenvolvimento da dieta Ketogénica. A dieta cetogénica é uma dieta pobre em hidratos de carbono e rica em gorduras, que se tornou uma pedra angular para a rápida perda de peso. Como resultado, a dieta Ketogénica está associada a uma melhoria da pressão arterial, glicose no sangue e níveis de insulina.

Há outra dieta que se tornou um regime nutricional amplamente aceite, a dieta mediterrânica. A dieta mediterrânica é conhecida pela prevenção de doenças coronárias e pela longevidade da vida. Quando o conceito de uma dieta Ketogénica rica em gordura é combinado com factores de densidade nutricional e estilo de vida da dieta mediterrânica tradicional, uma nova dieta entra na luz - a dieta Ketogénica mediterrânica.

A dieta mediterrânica Ketogenic apresenta alimentos que contêm 7 a 10% de hidratos de carbono, 55 a 65% de gorduras, 25 a 30% de proteínas, e 5 a 10% de álcool. É muito fácil fundir a dieta mediterrânica com a dieta Ketogénica. Ambas as dietas promovem o consumo de alimentos integrais, incluindo vegetais e frutas frescos não amiláceos, proteínas de peixe juntamente com ovos, queijo, aves e carne, quantidades elevadas de óleos saudáveis, consumo moderado de vinho tinto, e evitar alimentos processados ou que contenham açúcares, químicos, ou aditivos. A única diferença nesta dieta é dar ligeira ênfase a diferentes fontes de gorduras e permitir o vinho tinto.

Nos capítulos seguintes deste livro electrónico, encontrará mais informações sobre o que é a dieta Ketogénica e a dieta mediterrânica e como o seu par é excelente para si.

Os princípios básicos da dieta mediterrânica

O que é a Dieta Mediterrânica?

A dieta mediterrânica é um nome para ingredientes alimentares e receitas que os envolvem utilizados em países à volta do Mar Mediterrâneo, tais como a Croácia e a Grécia. À medida que diferentes tribos flutuavam na região, trouxeram as suas próprias receitas e ideias para preparar os alimentos que encontraram: peixe, aves, azeitonas, trigo, frutas frescas, queijo, uvas e iogurte. A população local votou nas receitas passando-as, o que ao longo de séculos resultou na dieta mediterrânica. A própria dieta tem sido protegida pela UNESCO como património cultural. Tradicionalmente não utiliza ovos, nem carne vermelha e apenas uma pitada de álcool, o que poderia explicar muitos benefícios para a saúde, tais como a redução do risco de doenças cardíacas.

Benefícios da Dieta Mediterrânica

Parece que a dieta mediterrânica protege contra a diabetes tipo 2, doenças cardíacas, aumento de peso e cintura de balão, sobretudo devido à presença de gorduras insaturadas de peixe e azeite, falta de alimentos processados, e utilização de especiarias em vez de sal. A diabetes de tipo 2 é uma doença perversa causada por um conglomerado de factores, a maioria dos quais tem a ver com a dieta, afectando quase exclusivamente os países ocidentais. Um diabético de tipo 2 terá geralmente excesso de peso com um elevado risco de doença cardíaca, um aumento da circunferência da cintura e um estilo de vida sedentário envolvendo açúcares transformados, demasiado sal, e gordura saturada de carne vermelha. As escolhas de estilo de vida e a exposição ao sol nessa latitude aumentam também os benefícios para a saúde da dieta mediterrânica, fornecendo à pessoa ar fresco, actividade física, e vitamina D.

Porque é que uma dieta mediterrânica é boa para si?

Uma dieta saudável tem tudo a ver com fazer escolhas sensatas numa base diária. A dieta mediterrânica consiste em inúmeras vidas de escolhas sábias feitas por pessoas que queriam viver uma vida longa, activa e produtiva e escolheram uma dieta que as ajudasse a manter-se em boa forma na velhice. Os maiores problemas para as pessoas em idade avançada são a fraqueza crónica, o aumento de peso e a falta de mobilidade, resultando na dependência da sua família para se manterem activas. Isto causa uma enorme quantidade de stress e ansiedade para todos os envolvidos, mas não tem de ser que os idosos estejam necessariamente a tremer e fracos; não há razão para que uma pessoa não possa permanecer em forma e activa se alimentada com uma dieta mediterrânica adequada e nutritiva.

O que faz uma dieta e um estilo de vida mediterrânicos?

As gorduras insaturadas do azeite e os ácidos gordos ómega 3 do peixe são dois ingredientes-chave da dieta mediterrânica; a luz solar e a vitamina D são dois ingredientes-chave para o estilo de vida mediterrânico. A medicina ainda está a investigar porque é que as gorduras insaturadas e os ácidos gordos ómega 3 são saudáveis para o coração, mas parece que os dois diminuem a quantidade de colesterol mau, LDL, e protegem as artérias da inflamação que leva à aterosclerose.

As doenças cardíacas são extremamente complexas, mas a causa principal parece ser uma dieta desequilibrada pobre em gorduras saudáveis, tais como as obtidas de vegetais e peixe. A luz solar estimula a circulação e eleva o humor, enquanto a vitamina D serve de protecção para o coração e o sistema imunitário. Estas quatro coisas - gorduras insaturadas, ácidos gordos ómega 3, sol, e vitamina D - parecem ser a combinação mais saudável para longevidade, boa forma física e bom humor.

Dieta Keto e Dieta Mediterrânica

A definição da dieta 'ideal' continua a mudar à medida que mais investigação é levada a cabo. As dietas pobres em gordura estavam na moda até se descobrir que não eram benéficas para a saúde ou para a perda de peso. Sabemos agora que a gordura é boa.

Este artigo estaria a comparar as diferenças e semelhanças entre a dieta cetogénica e a dieta mediterrânica,

A Dieta Ketogénica

Inicialmente criada em 1920 como uma forma de terapia para crianças epilépticas, a dieta cetogénica, que é uma dieta pobre em carboidratos, tem sido popularmente utilizada desde então.

É uma gordura elevada (70-80%), proteína moderada (15-20%), e uma dieta pobre em carbono.

A dieta cetogénica visa conduzir o corpo a um estado cetogénico em que todo o reservatório de carboneto do corpo se encontra esgotado. A cetose é benéfica para a saúde e pode ajudar a prevenir algumas doenças crónicas.

Os alimentos citogénicos são:

1. Proteínas animais tais como peixe, carne de vaca, ovos, aves, e carne de órgãos.

2. Vegetais com baixo teor de carboidratos e sem amido.

3. Zero açúcar, farinha, ou alimentos refinados.

4. Pouco ou nenhum fruto. Só é permitida fruta com baixo teor de açúcar como as bagas.

5. Gorduras sob a forma de manteiga, nozes, óleos saudáveis, e abacate.

Dieta Mediterrânica

A dieta mediterrânica popular baseia-se no estilo de vida das pessoas nos países mediterrânicos (Espanha, França, Itália) entre 1940 e 1950. Embora haja uma ligeira variação na dieta propriamente dita. De acordo com investigações, o menu é composto por 50% de hidratos de carbono, 30% de gorduras, e 29% de proteínas.

Os alimentos mediterrânicos incluem:

1. Feijões e leguminosas como lentilhas e ervilhas.

2. Frutas e legumes ricos.

3. Grãos inteiros como quinoa, arroz castanho.

4. Redução da quantidade de produtos de carne.

5. Pouco ou nenhum alimento processado, farinha, ou açúcar.

6. Consumo moderado de vinho.

7. Um produto lácteo, como queijo e iogurte.

8. O peixe como principal fonte de proteína para os não-vegetarianos

Depois de se descobrir que esta dieta reduz o risco de doenças crónicas, incluindo doenças cardíacas, esta dieta tornou-se uma recomendação favorável. Estes benefícios são atribuídos ao ácido oleico contido no azeite e aos polifenóis no vinho tinto.

Semelhanças entre a Dieta Ketogénica e a Dieta Mediterrânica

1. Consumo de Sódio

Ambos promovem a ingestão de sódio. A dieta mediterrânica é rica em sal como resultado dos molhos oleosos com quantidades acrescidas de sal e alimentos como queijo, azeitonas, e anchovas. A dieta Keto encoraja a adição de sais para manter o equilíbrio electrolítico, uma vez que as refeições são pobres em sal.

2. Alimentação saudável

Ambos promovem o consumo de proteínas e vegetais frescos e não permitem a utilização de produtos químicos, açúcares, alimentos transformados, ou aditivos.

3. Benefícios para a saúde

Há muitos benefícios para a saúde. A dieta Keto reduz os níveis de colesterol total e LDL, reduz os níveis de triglicéridos e aumenta os níveis de colesterol HDL que poderiam ser benéficos para as pessoas com diabetes tipo 2 e no combate a alguns cancros. A dieta mediterrânica defende a utilização de azeite de oliva que foi descoberto para reduzir o risco de doenças cardíacas, morte e AVC.

Diferenças entre a Dieta Ketogénica e Mediterrânica

Consumo de gordura

A dieta mediterrânica tem uma percentagem de gordura inferior à da dieta cetogénica. A dieta mediterrânica também defende a utilização de alimentos insaturados como os obtidos de peixe e óleos, enquanto os alimentos keto incluem tanto óleos saturados como insaturados.

Consumo de carboidratos

A dieta mediterrânica advoga o elevado teor de carbono, gorduras saudáveis, e nenhum açúcar refinado, enquanto que a dieta cetogénica restringe os carboidratos sob todas as formas.

Conclusão

Ambos são benéficos para a saúde. É aconselhável começar com a dieta mediterrânica antes de passar à dieta cetogénica.

Dieta Ketogénica Mediterrânica

A dieta mediterrânica Ketogenic envolve 5-10% de álcool, 7-10% de hidratos de carbono, 55-65% de gordura, e 22-30% de proteínas.

Os alimentos incluem:

1. Vegetais não amanteigados e muitas saladas.

2. Abundância de óleos saudáveis como o azeite

3. Consumo moderado de vinho

4. Principais fontes de proteínas de peixe gordo, carne magra, queijo, e ovos

À semelhança da dieta cetogénica, existe uma restrição total de açúcares, farinhas, e amido. A única diferença é que a fonte de gordura é diferente da dieta cetogénica e o vinho tinto é permitido.

A Dieta Ketogénica Mediterrânica

Alguma vez se perguntou que plano de dieta seria criado a partir da mistura da misteriosa dieta mediterrânica com uma dieta ketogénica estruturada? É aqui que entra a dieta cetogénica mediterrânica. Os componentes críticos desta dieta incluem azeite, vinho tinto, peixe, e salada.

Alguns dos pontos críticos de uma dieta cetogénica estrutural são:

1. A principal fonte de proteínas era o peixe.

2. Todos os dias, o sujeito era convidado a beber quantidades moderadas de vinho.

3. Os hidratos de carbono foram obtidos principalmente a partir de saladas e vegetais verdes.

4. Calorias ilimitadas. Comer alimentos ricos em gorduras cria uma sensação de saciedade, e isto ajuda a suprimir a fome.

Temas de Investigação das Dietas Ketogénicas Mediterrânicas

Este estudo de 12 semanas foi realizado com 40 indivíduos obesos com um Índice de Massa Corporal médio de 37; baseou-se na substituição da sua dieta regular que promove a diabetes por uma dieta 50% rica em hidratos de carbono. A investigação foi bem sucedida.

Foram utilizadas tiras de sangue cetónico para confirmar os níveis de cetona todas as manhãs. Receio ter de discordar disto porque se fossem utilizadas tiras de urina cetónica, o resultado seria incorreto após 2 ou 3 semanas.

Os resultados deste estudo incluem:

1. Estes sujeitos tiveram o seu peso reduzido para 208 libras, de um peso inicial de 240 libras.

2. Perda evidente de gordura em vez de perda muscular

3. Redução da pressão sanguínea

4. Melhoramento dos lípidos sanguíneos.

5. Aumento do colesterol HDL

6. Redução dos níveis de glucose no sangue em cerca de 29mg/dl

7. Redução dos níveis de triglicéridos que, por sua vez, reduz os riscos de cancro, AVC, e doenças cardíacas.

Seis Princípios-chave da Dieta Ketogénica Mediterrânica

1. Durante muitas vezes, saltar refeições, comer refeições pesadas seguidas de períodos de ausência de refeições

Embora as refeições pesadas forneçam os nutrientes essenciais para um funcionamento máximo, garantindo ao mesmo tempo que o nosso peso é saudável, não é aconselhável comê-los ao longo do dia. Tente não petiscar. Nas dietas mediterrânicas propriamente ditas, os gregos são conhecidos por jejuar durante cerca de três meses, o que é responsável pelos benefícios de uma função mental melhorada, e de uma função cardíaca melhorada.

2. Vegetais verdes e de folhas

É essencial incluir legumes de folhas verdes ou legumes cruciferos em cada refeição. Estes contêm produtos químicos que melhoram a imunidade e combatem o cancro. Embora a quantidade a ser consumida dependa de cada pessoa.

3. Em vez de alimentos doces, coma alimentos amargos

Semelhantes aos vegetais cruciferos e verdes, alimentos amargos como cebolas, vegetais amargos, vinho tinto amargo, ervas e alho são ricos em químicos que melhoram a imunidade do corpo. Impedem que as papilas gustativas se viciem em alimentos doces e potencialmente pouco saudáveis. Os alimentos amargos também ajudam à desintoxicação.

4. Minimizar a quantidade

As dietas mais eficazes envolvem alguma forma de restrição dos hidratos de carbono para baixar a glicose no sangue e suprimir a insulina, ajudando ao mesmo tempo o corpo a eliminar as toxinas. Embora não exista um valor padrão, a cetose nutricional necessita de menos de 20 a 25 gramas por dia, enquanto uma dieta muito baixa ou pobre em carboidratos se situa entre 0 a 150 gramas por dia. As fontes de hidratos de carbono podem incluir batata-doce, amoras e yucca. São normalmente optimizados mais rapidamente após o exercício.

5. Consomem grandes quantidades de gordura

Uma dieta cetogénica intermitente rigorosa é baseada em grandes quantidades de gordura. O óleo monoinsaturado utilizado na dieta mediterrânica é uma boa ideia. Usar creme rico, óleo de palma, macadâmia, óleo de abacate e óleo de coco com especial atenção ao molho, e com moderação.

6. Envolver-se em exercícios de rotina

Envolver-se em períodos de exercícios incluindo treino de resistência e levantamento de pesos pesados. É importante saber que as pessoas do Mediterrâneo se envolvem em exercícios de rotina importantes. Fazem frequentemente caminhadas, dedicam-se ao levantamento de pesos. A contracção muscular produz substâncias químicas que combatem o cancro e a inflamação.

Rs: Relaxamento, Recuperação e Descanso

Numa sociedade que está sempre em movimento, restringimos a definição de um estilo de vida saudável apenas ao bem e à produtividade.

Ainda necessitamos de descanso suficiente em várias empresas como o sono que melhora o metabolismo, regula os níveis de glicose no sangue e aumenta a imunidade. Pode envolver a sua mente e também relaxar, socializando e lendo. Outras actividades como a jardinagem podem exigir o uso da sua mente.

A mente, tal como o corpo, precisa de ser rejuvenescida.

Estes sete princípios fundamentais foram-me benéficos para a manutenção de um estilo de vida e peso saudáveis. Também ajudaram a alimentar a minha mente e corpo.

Durante as férias recentes, algumas actividades físicas intensas mostraram como tenho seguido inconscientemente estes princípios. Recordo que o meu avô seguiu princípios semelhantes. Embora, parte da sua dieta possa não se alinhar com os princípios de um estilo de vida citogénico mediterrânico, existem algumas semelhanças.

Sobre as Gorduras: Azeite Virgem Extra

Razões para provar que o azeite virgem extra é o azeite mais saudável da Existência

Muitas controvérsias estão em torno da inclusão de gordura na dieta. É comum as pessoas discutirem sobre óleos de sementes, gorduras animais, e quase qualquer tipo de gordura.

No entanto, de todas estas gorduras, o azeite virgem extra é uma gordura com a qual muitas pessoas parecem concordar.

Um alimento básico na dieta mediterrânica, o azeite é uma gordura tradicional que tem sido regularmente incluída na dieta de algumas das populações mais saudáveis do mundo.

Foram também realizados alguns estudos sobre os benefícios do azeite para a saúde.

Os investigadores descobriram que os antioxidantes e ácidos gordos contidos no azeite são responsáveis pelos seus benefícios significativos para a saúde, como a redução do risco de doenças cardíacas.

Azeite - Definição e Processos de Produção

O azeite é extraído das azeitonas, o fruto produzido pelas oliveiras. O procedimento é simples, as azeitonas são prensadas, e a azeitona começa a cair.

Embora haja um problema significativo com o azeite, a sua aparência pode ser enganosa. Os azeites de má qualidade podem ser obtidos com a utilização de produtos químicos ou mesmo misturados com outros azeites menos caros.

É essencial comprar azeite autêntico.

O tipo mais autêntico é o azeite virgem extra. É processado naturalmente e verificado quanto a impurezas e algumas propriedades sensoriais como cheiro e sabor.

O azeite virgem extra genuíno tem um sabor peculiar e é rico em antioxidantes fenólicos, sendo este o principal ingrediente responsável pelos benefícios derivados do azeite natural.

Além disso, alguns azeites são saudáveis, processados ou "finos", são obtidos através da utilização de solventes, ou do calor, óleos baratos como a canola e os óleos de soja têm sido utilizados para diluir alguns deles.

Esta é a razão pela qual o azeite virgem extra é o único tipo de azeite que eu sugeriria.

Nutriente contido em Azeite de Oliva Extra Virgem

O azeite virgem extra é moderadamente nutritivo.

Quantidades moderadas de Vitamina K e E e muitos ácidos gordos críticos estão contidos no azeite de oliva.

A composição nutricional de 100g de azeite é:

- Vitamina E: 75% de RDA

- Omega-3: 0,76% da RDA

- Vitamina K: 75% de RDA

- Gordura saturada: 13,8% da RDA

- Omega-6: 9,7% da RDA

- Gordura monoinsaturada: 73% de RDA (quase inteiramente ácido oleico)

No entanto, o principal benefício do azeite virgem extra está na composição de antioxidantes.

Os antioxidantes são compostos orgânicos que ajudam a prevenir doenças.

Os antioxidantes vitais que contém incluem a oleuropeína que impede a oxidação do colesterol LDL e o oleocantal que é um potente composto anti-inflamatório.

Os compostos anti-inflamatórios estão contidos no Azeite de Oliva Extra Virgem.

É crença generalizada que a maioria das doenças é devida a inflamação crónica; incluindo cancro, diabetes, artrite, síndromes metabólicas, Alzheimer, e doenças cardíacas.

Algumas hipóteses sugerem que as propriedades anti-inflamatórias do azeite são responsáveis pela maioria dos seus benefícios.

As evidências sugerem que o ácido gordo primário contido no azeite - ácido oleico pode ajudar a reduzir substâncias inflamatórias como a Proteína C-Reactiva.

Embora as propriedades anti-inflamatórias significativas se devam aos antioxidantes contidos no azeite, especialmente o oleocantal que se descobriu produzir efeitos semelhantes ao ibuprofeno, um medicamento anti-inflamatório amplamente utilizado.

Vários estudos estimaram que a quantidade de oleocantal em 3 a 4 colheres de sopa (cerca de 50ml) de azeite virgem extra funciona da mesma forma que 10% da dosagem de ibuprofeno num adulto para aliviar a dor.

Outra investigação descobriu também que o composto presente no azeite poderia suprimir as proteínas e os genes que promovem a inflamação.

Lembre-se que a inflamação crónica de baixo nível é geralmente leve e os danos são feitos após muitos anos ou décadas.

Azeite Virgem Extra Protege Contra Doenças do Sistema Cardiovascular

As doenças do sistema cardiovascular como o AVC ou a doença cardíaca são as causas de morte mais populares em todo o mundo.

Muitos investigadores descobriram que a morte resultante destas doenças é baixa em áreas específicas, tais como os países na fronteira do Mar Mediterrâneo.

Esta investigação deixou as pessoas curiosas sobre a Dieta Mediterrânica, que se presume imitar os hábitos alimentares das pessoas nesses países.

As investigações sobre a dieta mediterrânica descobriram que ela pode ajudar a lutar contra as doenças cardíacas. De acordo com um estudo significativo, diminuiu em 30% os AVC, a morte e os ataques cardíacos.

Estes são alguns dos mecanismos com os quais o azeite virgem extra previne doenças cardíacas.

- Reduz a inflamação: Como foi dito anteriormente, o azeite é anti-inflamatório; a inflamação é responsável pela maioria das doenças cardíacas.

- Colesterol LDL: O azeite impede a oxidação do colesterol LDL, que é um processo significativo no desenvolvimento de doenças cardíacas.

- Melhora as funções do endotélio: O endotélio é a camada interna dos vasos sanguíneos; o azeite melhora a função endotelial.

Outros benefícios para a saúde

Embora seja estudado principalmente para os benefícios da saúde, o consumo de azeite tem também algumas vantagens

Azeite e cancro

Uma das principais causas de morte é o cancro. O cancro é causado pelo crescimento ilimitado das células do corpo.

A investigação descobriu que as pessoas no Mediterrâneo têm um risco moderadamente reduzido de cancro e houve algumas teorias que sugerem que isso pode ser devido ao azeite.

O ácido oleico presente no azeite impede a oxidação e foi descoberto como sendo benéfico na protecção contra genes promotores de cancro.

Algumas investigações in-vitro descobriram que algumas substâncias do azeite podem lutar contra o cancro ao nível das moléculas.

Embora, não tenha havido ensaios em humanos para provar que o azeite pode prevenir o cancro.

Azeite e doença de Alzheimer

A doença neurodegenerativa mais comum no mundo é a doença de Alzheimer, que é também uma causa significativa de demência.

A doença de Alzheimer é causada pela acumulação de produtos proteicos conhecidos como placas beta-amilóides em neurónios específicos no cérebro.

Um ensaio envolvendo seres humanos descobriu que uma dieta mediterrânica rica em azeite tem efeitos benéficos sobre as funções do cérebro e reduz os riscos associados à deterioração mental.

Pode ser usado para preparar as suas refeições?

A cozedura pode provocar a oxidação dos ácidos gordos. Isto significa que eles reagem com oxigénio e são destruídos.

Isto deve-se principalmente às duplas ligações nas moléculas de ácido gordo.

Devido a isto, as gorduras saturadas (sem ligações duplas) não são facilmente destruídas pelo aumento da temperatura; enquanto que as gorduras polinsaturadas (muitas ligações duplas) são susceptíveis e são destruídas.

O azeite, que é rico em ácidos gordos monoinsaturados (apenas uma ligação dupla) não é facilmente destruído pelo calor elevado.

Uma investigação envolveu o aquecimento de óleo de amor extra virgem a uma temperatura de 356 graus Fahrenheit (180 graus Celsius) durante um período de 36 horas. O azeite não foi destruído facilmente.

Outra pesquisa frita com azeite e níveis nocivos só foram alcançados após cerca de 24-27 horas.

Resumindo, o azeite não é prejudicial mesmo quando cozinhado a temperaturas moderadamente elevadas.

Receitas de pequeno-almoço

1. Aveia matinal

Tempo de preparação: 5 minutos

Tempo de cozedura: 0 minutos

Porções: 2

Ingredientes:

- 1 oz. de nozes pecans, picadas

- ¼ aveia em chávena

- ½ copo de iogurte simples

- 1 data, picado

- ½ teaspoon de extracto de baunilha

Direcções:

1. Misturar todos os ingredientes e deixar em repouso durante 5 minutos.

2. Em seguida, transferir a refeição para as tigelas de servir.

Nutrição:

- Calorias: 196

- Proteína: 6.5g

- Hidratos de carbono: 16.5g

- Gordura: 11.6g

- Fibra: 2.9g

2. Iogurte com Datas

Tempo de preparação: 10 minutos

Tempo de cozedura: 0 minutos

Porções: 4

Ingredientes:

- 5 datas, sem caroço, picadas

- 2 chávenas de iogurte simples

- ½ teaspoon de extracto de baunilha

- 4 pecans, picados

Direcções:

1. Misturar todos os ingredientes no misturador e misturar até ficar macio.

2. Despeje-o nas taças de servir.

Nutrição:

- Calorias: 215

- Proteína: 8.7g

- Hidratos de carbono: 18.5g

- Gordura: 11.5g

- Fibra: 2.3g

3. Fritata de Espinafres

Tempo de preparação: 15 minutos

Tempo de cozedura: 20 minutos

Porções: 6

Ingredientes:

- ¼ chávena de azeitonas Kalamata, sem caroço e picadas

- 8 ovos, batidos

- 2 chávenas de espinafres, picados

- 1 colher de sopa de azeite de oliva

- ½ colher de chá de flocos de pimenta

- 2 oz. Feta, desintegrado

- ¼ copo de iogurte simples

Direcções:

1. Escovar a frigideira com azeite de oliva. Depois disto, misturar todos os ingredientes restantes no recipiente de mistura, e despejá-los na frigideira.

2. Cozer os frittata durante 20 minutos a 355°F. Servir.

Nutrição:

- Calorias: 145

- Proteína: 9.6g

- Hidratos de carbono: 2.3g

- Gordura: 10.9g

- Fibra: 0.4g

4. Ovos cozidos com salsa

Tempo de preparação: 15 minutos

Tempo de cozedura: 20 minutos

Porções: 6

Ingredientes:

- 2 pimentos sinos verdes, picados

- 3 colheres de sopa de azeite de oliva

- 1 cebola amarela, picada

- 1 colher de chá de paprica doce

- 6 tomates, picados

- 6 ovos

- ¼ salsa em chávena, picada

Direcções:

1. Aquecer uma panela com o óleo em lume médio, adicionar todos os ingredientes excepto ovos e assá-los durante 5 minutos.

2. Mexer bem os legumes e rachar os ovos.

3. Transferir a frigideira com ovos no forno pré-aquecido a 360°F e cozê-los durante 15 minutos.

Nutrição:

- Calorias: 167

- Proteína: .3g

- Hidratos de carbono: 10.2g

- Gordura: 11.8g

- Fibra: 2.6g

5. Cogumelo Casserole

Tempo de preparação: 15 minutos

Tempo de cozedura: 60 minutos

Porções: 4

Ingredientes:

- 2 ovos, batidos

- 1 chávena de cogumelos, fatiados

- 2 chalotas, picadas

- 1 colher de chá de manjerona, seca

- ½ copos de corações de alcachofra, picados

- 3 oz. Queijo Cheddar, desfiado

- ½ copo de iogurte simples

Direcções:

1. Misturar todos os ingredientes no molde da caçarola e cobri-la com papel de alumínio.

2. Cozer a caçarola durante 60 minutos a 355ºF.

Nutrição:

- Calorias: 156

- Proteína: 11.2g

- Hidratos de carbono: 6.2g

- Gordura: 9.7g

- Fibra: 1.3g

6. Panquecas de Baunilha

Tempo de preparação: 15 minutos

Tempo de cozedura: 5 minutos

Porções: 2

Ingredientes:

- iogurte simples de 6 onças

- ½ chávena de farinha integral

- 1 ovo, batido

- 1 colher de chá de extracto de baunilha

- 1 colher de chá de fermento em pó

Direcções:

1. Aqueça bem a frigideira antiaderente. Entretanto, misturar todos os ingredientes.

2. Verter a mistura na frigideira com a forma das panquecas. Cozinhá-las durante 1 minuto por lado. Servir.

Nutrição:

- Calorias: 202

- Proteína: 11.7g

- Hidratos de carbono: 29.4g

- Gordura: 3.8g

- Fibra: 3.7g

7. Galetas de Ovos Saborosos

Tempo de preparação: 15 minutos

Tempo de cozedura: 30 minutos

Porções: 4

Ingredientes:

- ¼ copo de cebola branca, cortada em cubos

- ¼ pimentão em chávena, picado

- ½ colher de chá de sal

- 1 colher de chá de flocos de piripiri

- 2 colheres de sopa de azeite de oliva

- 1 colher de chá de endro seco

- 6 ovos, batidos

- 2 colheres de sopa de iogurte simples

Direcções:

1. Misturar cebola, pimentão, sal e flocos de piripiri na frigideira. Acrescentar azeite e aneto seco. Saltear os ingredientes durante 5 minutos.

2. Depois deitar os ovos batidos no molde quadrado de cozedura. Adicionar a mistura de cebola salteada e iogurte simples.

3. Aplanar a mistura e cozer no forno pré-aquecido a 360°F durante 20 minutos. Cortar a refeição em galetas. Servir.

Nutrição:

- Calorias: 166

- Proteína: 9g

- Hidratos de carbono: 2.4g

- Gordura: 13.5g

- Fibra: 0.3g

8. Arugula Frittata

Tempo de preparação: 15 minutos

Tempo de cozedura: 25 minutos

Porções: 12

Ingredientes:

- 3 dentes de alho, picados

- 1 colher de sopa de azeite de oliva

- 1 chávena de rúcula fresca, picada

- 8 ovos, batidos

- 1 colher de chá de pimenta preta moída

- 1 chávena de queijo mozzarella, desfiado

Direcções:

1. Aquecer o azeite na frigideira. Misturar os ovos com pimenta preta moída, rúcula, e dentes de alho.

2. Adicionar a rúcula e verter a mistura para a panela quente. Cobrir a mistura de ovos com mozzarella e transferir para o forno pré-aquecido a 360°F. Cozer a frittata durante 20 minutos. Servir.

Nutrição:

- Calorias: 61

- Proteína: 4.5g

- Hidratos de carbono: 0.7g

- Gordura: 4.5g

- Fibra: 0.1g

9. Torradas ao pequeno-almoço

Tempo de preparação: 10 minutos

Tempo de cozedura: 20 minutos

Porções: 6

Ingredientes:

- 2 ovos, batidos

- ½ iogurte em chávena

- 1 banana, puré

- ½ colher de chá de canela moída

- 6 fatias de pão de grão inteiro

- 1 colher de sopa de azeite de oliva

Direcções:

1. Na tigela de mistura, misturar ovos, natas, e canela moída, adicionar puré de banana.

2. Revestir o pão com a mistura de ovos. Em seguida, aquecer o azeite.

3. Colocar o pão revestido no azeite quente e assar durante 3 minutos por lado ou castanho claro.

Nutrição:

- Calorias: 153

- Proteína: 6.2g

- Hidratos de carbono: 19.2g

- Gordura: 5.6g

- Fibra: 2.6g

10. Omelete de alcachofra

Tempo de preparação: 5 minutos

Tempo de cozedura: 10 minutos

Porções: 4

Ingredientes:

- 4 ovos, batidos

- 1 tomate, picado

- ½ copos de corações de alcachofra, picados

- Queijo de cabra de 4 onças, desmoronado

- 1 colher de sopa de azeite de oliva

Direcções:

1. Misturar ovos, alcachofras picadas, queijo de cabra, e tomate. Em seguida, pincele o bolor com azeite e verta a mistura para dentro.

2. Cozer a omelete durante 10 minutos a 365°F. Servir.

Nutrição:

- Calorias: 231

- Proteína: 14.9g

- Hidratos de carbono: 3.2g

- Gordura: 18g

- Fibra: 1.1g

11. Pimentão Frittata

Tempo de preparação: 10 minutos

Tempo de cozedura: 15 minutos

Porções: 4

Ingredientes:

- 1 chávena de pimentão vermelho, picado

- 1 colher de sopa de azeite de oliva, derretido

- 1 tomate, fatiado

- 4 ovos, batidos

- ¼ colher de chá de pimenta preta moída

- ¼ colher de chá de sal

Direcções:

1. Pincele a assadeira com azeite derretido. Depois adicionar todos os ingredientes restantes, misturar suavemente e transferir para o forno pré-aquecido a 365°F. Cozer a frittata durante 15 minutos.

Nutrição:

- Calorias: 105

- Proteína: 6g

- Hidratos de carbono: 3.3g

- Gordura: 7.9g

- Fibra: 0.6g

12. Ovos de peixe

Tempo de preparação: 5 minutos

Tempo de cozedura: 20 minutos

Porções: 4

Ingredientes:

- 1 chávena de batata-doce, picada, cozinhada

- 1 colher de sopa de óleo de abacate

- Filete de salmão de 10 onças, picado

- ¼ couve-flor em chávena, picada

- 4 ovos, batidos

Direcções:

1. Amassar ou esmagar a batata-doce, depois misturá-la com salmão picado e couve-flor. Em seguida, aquecer óleo de abacate na panela.

2. Adicionar mistura de puré de batata doce e cozinhá-la durante 10 minutos. Mexer de vez em quando.

3. Depois disto, juntar os ovos, bater a mistura suavemente. Fechar a tampa e cozinhá-la durante mais 10 minutos.

Nutrição:

- Calorias: 208

- Proteína: 20.5g

- Hidratos de carbono: 11.2g

- Gordura: 9.3g; Fibra: 2g

Receitas de Almoço

13. Caril de frango

Tempo de preparação: 10 minutos

Tempo de cozedura: 30 minutos

Porções: 2

Ingredientes:

- 2 peitos de frango

- 1 dente de alho

- 1 cebola pequena

- 1 abobrinha

- 2 cenouras

- 1 caixa de rebentos ou rebentos de bambu

- 1 chávena de leite de coco

- 1 colher de sopa de pasta de tomate

- 2 colheres de sopa de pasta de caril amarelo

Direcções:

1. Picar a cebola e saltear numa frigideira com um pouco de óleo durante alguns minutos.

2. Adicionar frango cortado em cubos grandes e alho esmagado, sal, pimenta e salteado rapidamente em lume forte até que a carne comece a colorir.

3. Verter abobrinhas e cenouras em fatias grossas para dentro da panela.

4. Desfaz-se em lume forte durante alguns minutos, depois adiciona-se o leite de coco, molho de tomate, rebentos de bambu e uma a duas colheres de sopa de pasta de caril, dependendo do seu sabor.

5. Cozinhar em lume brando e cobrir durante 30 a 45 minutos, mexendo ocasionalmente

6. Uma vez cozinhado, dividir o caril de frango entre 2 recipientes

7. Armazenar os recipientes no frigorífico

Nutrição:

- Calorias: 626

- Gordura: 53.2g

- Carboidratos: 9g

- Proteína: 27.8g

- Açúcar: 3g

14. Espargos embrulhados em bacon

Tempo de preparação: 10 minutos

Tempo de cozedura: 20 minutos

Porções: 2

Ingredientes:

- 1/3 chávena de creme de chicotada pesado

- 2 fatias de bacon, pré-cozidas

- 4 pequenas lanças aspargo

- Sal, a gosto

- 1 colher de sopa de manteiga

Direcções:

1. Pré-aquecer o forno a 360 graus e untar uma folha de cozedura com manteiga.

2. Entretanto, misturar creme, espargos e sal numa tigela.

3. Embrulhar os espargos em fatias de bacon e arranjá-los na assadeira.

4. Transferir a assadeira para o forno e cozer durante cerca de 20 minutos.

5. Retirar do forno e servir quente.

6. Colocar os espargos embrulhados em bacon num prato e pô-lo de lado para arrefecer para a preparação das refeições. Dividi-lo em 2 recipientes e tapar a tampa. Refrigerar durante cerca de 2 dias e voltar a aquecer no microondas antes de servir.

Nutrição:

- Calorias: 204

- Carboidratos: 1.4g

- Proteína: 5.9g

- Gordura: 19.3g

- Açúcar: 0.5g

15. Galinha de espinafres

Tempo de preparação: 10 minutos

Tempo de cozedura: 10 minutos

Porções: 2

Ingredientes:

- 2 dentes de alho, picados

- 2 colheres de sopa de manteiga sem sal, dividida

- ¼ chávena de queijo parmesão, desfiado

- ¾ libras de frango propostas

- ¼ copo de creme de leite

- 10 onças de espinafres congelados, picados

- Sal e pimenta preta, a gosto

Direcções:

1. Aqueça 1 colher de sopa de manteiga numa frigideira grande e adicione frango, sal e pimenta preta.

2. Cozinhar durante cerca de 3 minutos em ambos os lados e retirar o frango para uma tigela.

3. Derreter a manteiga restante na frigideira e adicionar alho, queijo, creme de leite e espinafres.

4. Cozinhar durante cerca de 2 minutos e adicionar o frango.

5. Cozinhar durante cerca de 5 minutos em lume brando e servir de imediato.

6. Colocar o frango num prato e reservar para arrefecer para a preparação das refeições. Dividi-la em 2 recipientes e cobri-los. Refrigerar durante cerca de 3 dias e reaquecer no microondas antes de servir.

Nutrição:

- Calorias: 288

- Carboidratos: 3.6g;Proteína: 27.7g

- Gordura: 18.3g; Açúcar: 0.3g

16. Camarão erva-limão

Tempo de preparação: 10 minutos

Tempo de cozedura: 15 minutos

Porções: 2

Ingredientes:

- ½ pimenta vermelha, semeada e cortada

- 2 caules de capim-limão

- ½ libra camarões, desfiados e descascados

- 6 colheres de sopa de manteiga

- ¼ colher de chá de paprica fumada

Direcções:

1. Pré-aquecer o forno a 390 graus e untar um prato de cozedura.

2. Misturar pimenta vermelha, manteiga, colorau fumado, e camarões numa tigela.

3. Marinar durante cerca de 2 horas e depois enfiar os camarões nos caules de capim-limão.

4. Organizar os camarões rosqueados na assadeira e transferi-los para o forno.

5. Cozer durante cerca de 15 minutos e servir de imediato.

6. Colocar os camarões num prato e guardá-los para arrefecer para a preparação das refeições. Dividi-lo em 2 recipientes e fechar a tampa. Refrigerar durante cerca de 4 dias e voltar a aquecer no microondas antes de servir.

Nutrição:

- Calorias: 322

- Carboidratos: 3.8g

- Proteína: 34.8g

- Gordura: 18g

- Açúcar: 0.1g

- Sódio: 478mg

17. Cogumelos recheados

Tempo de preparação: 20 minutos

Tempo de cozedura: 25 minutos

Porções: 4

Ingredientes:

- bacon de 2 onças, desmoronado

- ½ colher de sopa de manteiga

- ¼ colher de chá de páprica em pó

- 2 cogumelos Portobello

- Queijo creme de 1 onça

- ¾ colher de sopa de cebolinho fresco, picado

- Sal e pimenta preta, a gosto

Direcções:

1. Pré-aquecer o forno a 400 graus e untar um prato de cozedura.

2. Aquecer manteiga numa frigideira e adicionar cogumelos.

3. Sauté durante cerca de 4 minutos e reservar.

4. Misturar queijo creme, cebolinho, páprica em pó, sal, e pimenta preta numa tigela.

5. Encher os cogumelos com esta mistura e transferi-los para o prato de cozedura.

6. Colocar no forno e cozer durante cerca de 20 minutos.

7. Estes cogumelos podem ser refrigerados durante cerca de 3 dias para a preparação de refeições e podem ser servidos com ovos mexidos.

Nutrição:

- Calorias: 570

- Carboidratos: 4.6g

- Proteína: 19.9g

- Gordura: 52.8g

- Açúcar: 0.8g

- Sódio: 1041mg

18. Coxinhas de frango com cobertura de mel

Tempo de preparação: 10 minutos

Tempo de cozedura: 20 minutos

Porções: 2

Ingredientes:

- ½ colher de sopa de tomilho fresco, picado

- 1/8 chávena de mostarda Dijon

- ½ colher de sopa de alecrim fresco, picado

- ½ colher de sopa de mel

- 2 coxinhas de frango

- 1 colher de sopa de azeite de oliva

- Sal e pimenta preta, a gosto

Direcções:

1. Pré-aquecer o forno a 325 graus e untar um prato de cozedura.

2. Combinar todos os ingredientes numa tigela, excepto as baquetas e misturar bem.

3. Acrescentar coxas e casaco generosamente com a mistura.

4. Cobrir e refrigerar para marinar durante a noite.

5. Colocar as baquetas na assadeira e transferi-las para o forno.

6. Cozinhar durante cerca de 20 minutos e servir de imediato.

7. Colocar as coxinhas de frango num prato e pô-las de lado para arrefecer para a preparação das refeições. Dividi-la em 2 recipientes e cobri-los. Refrigerar durante cerca de 3 dias e reaquecer no microondas antes de servir.

Nutrição:

- Calorias: 301

- Carboidratos: 6g

- Gorduras: 19.7g

- Proteínas: 4.5g

- Açúcar: 4.5g

- Sódio: 316mg

19. Keto Zucchini Pizza

Tempo de preparação: 10 minutos

Tempo de cozedura: 15 minutos

Porções: 2

Ingredientes:

- 1/8 chávena de molho de esparguete

- ½ zucchini, cortada em fatias circulares

- ½ chávena de queijo creme

- Fatias de Pepperoni, para cobertura

- ½ chávena de queijo mozzarella, desfiado

Direcções:

1. Pré-aquecer o forno a 350 graus e untar um prato de cozedura.

2. Dispor as abobrinhas na assadeira e colocar com molho de esparguete.

3. Tampo com fatias de pepperoni e queijo mozzarella.

4. Transferir a assadeira para o forno e cozer durante cerca de 15 minutos.

5. Retirar do forno e servir imediatamente.

Nutrição:

- Calorias: 445

- Carboidratos: 3.6g

- Proteína: 12.8g

- Gordura: 42g

- Açúcar: 0.3g

- Sódio: 429mg

20. Salada de Omega-3

Tempo de preparação: 10 minutos

Tempo de cozedura: 5 minutos

Porções: 2

Ingredientes:

- ½ lombo de salmão sem pele, cortado em 4 bifes

- ¼ colher de sopa de sumo de lima fresca

- 1 colher de sopa de azeite de oliva, dividida

- 4 colheres de sopa de natas azedas

- ¼ abobrinha, cortada em pequenos cubos

- ¼ colher de chá de pimenta jalapeño, semeada e picada finamente

- Sal e pimenta preta, a gosto

- ¼ colher de sopa de endro fresco, picado

Direcções:

1. Colocar azeite e salmão numa frigideira e cozinhar durante cerca de 5 minutos em ambos os lados.

2. Tempere com sal e pimenta preta, mexendo bem, e retire o prato.

3. Misturar os ingredientes restantes numa tigela e adicionar salmão cozido para servir.

Nutrição:

- Calorias: 291

- Gordura: 21.1g

- Carboidratos: 2.5g

- Proteína: 23.1g

- Açúcar: 0.6g

- Sódio: 112mg

21. Bolos de caranguejo

Tempo de preparação: 20 minutos

Tempo de cozedura: 10 minutos

Porções: 2

Ingredientes:

- ½ libra de carne de caranguejo em pedaços, drenada
- 2 colheres de sopa de farinha de coco
- 1 colher de sopa de maionese
- ¼ colher de chá de molho Tabasco verde
- 3 colheres de sopa de manteiga
- 1 ovo pequeno, batido
- ¾ colher de sopa de salsa fresca, picada
- ½ colher de chá de mostarda amarela
- Sal e pimenta preta, a gosto

Direcções:

1. Misturar todos os ingredientes numa tigela, excepto a manteiga.
2. Faça patties a partir desta mistura e coloque-os de lado.
3. Aquecer a manteiga numa frigideira em lume médio e adicionar as patties.
4. Cozinhar durante cerca de 10 minutos de cada lado e servir quente.
5. Pode armazenar as patty cruas no congelador durante cerca de 3 semanas para a preparação das refeições. Colocar as pastilhas

num recipiente e colocar papel de pergaminho entre as pastilhas para evitar a aderência.

Nutrição:

- Calorias: 153

- Gordura: 10.8g

- Carboidratos: 6.7g

- Proteína: 6.4g

- Açúcar: 2.4

- Sódio: 46mg

22. Hambúrgueres de salmão

Tempo de preparação: 17 minutos

Tempo de cozedura: 3 minutos

Porções: 2

Ingredientes:

- 1 colher de sopa de molho de rancho sem açúcar

- ½- salmão fumado, picado grosseiramente

- ½ colher de sopa de salsa fresca, picada

- ½ colher de sopa de óleo de abacate

- 1 ovo pequeno

- Salmão rosa de 4 onças, drenado e sem espinhas

- 1/8 chávena de farinha de amêndoa

- ¼ colher de chá de tempero Cajun

Direcções:

1. Misturar todos os ingredientes numa tigela e mexer bem.

2. Faça patties a partir desta mistura e coloque-os de lado.

3. Aquecer uma frigideira em lume médio e adicionar patties.

4. Cozinhar durante cerca de 3 minutos por lado e servir à mesa.

5. Pode armazenar as patty cruas no congelador durante cerca de 3 semanas para a preparação das refeições. Colocar as pastilhas num recipiente e colocar papel de pergaminho entre as pastilhas para evitar a aderência.

Nutrição:

- Calorias: 59

- Gordura: 12.7g

- Carboidratos: 2.4g

- Proteína: 6.3g

- Açúcar: 0.7g; Sódio: 25mg

Receitas de Jantar

23. Costelas de Fora de Osso Fácil

Tempo de preparação: 15 minutos

Tempo de cozedura: 8 horas

Porções: 4

Ingredientes:

- Costelas de 1 libra para as costas do bebé

- 4 colheres de sopa de aminoácido de coco

- 1/4 copo de vinho tinto seco

- 1/2 colher de chá de pimenta de Caiena

- 1 dente de alho, esmagado

- 1 colher de chá de mistura de ervas italianas

- 1 colher de sopa de manteiga

- 1 colher de chá de pimenta Serrano, picada

- 1 pimenta italiana, cortada em fatias finas

- 1 colher de chá de casca de limão ralada

Direcções:

1. Lubrificar os lados e o fundo do pote de crockpot. Colocar a carne de porco e os pimentos no fundo.

2. Acrescentar os restantes ingredientes. Cozinhar lentamente durante 9 horas em lume brando.

Nutrição:

- Calorias: 192

- Gordura: 6.9g

- Carboidratos: 0.9g

- Proteína: 29.8g

- Fibra: 0.5g

24. Brie-Stuffed Meatballs

Tempo de preparação: 15 minutos

Tempo de cozedura: 25 minutos

Porções: 5

Ingredientes:

- 2 ovos, batidos

- 1 libra de carne de porco moída

- 1/3 chávena de creme duplo

- 1 colher de sopa de salsa fresca

- Sal Kosher e pimenta preta moída

- 1 colher de chá de rosmaninho seco

- 10 (cubos de 1 polegada) de queijo brie

- 2 colheres de sopa de cebolinhas, picadas

- 2 dentes de alho, picados

Direcções:

1. Misturar todos os ingredientes, excepto o queijo brie, até que tudo esteja bem incorporado.

2. Enrolar a mistura em 10 patties. Colocar o queijo no centro de cada massa e enrolar para uma bola de massa no forno pré-aquecido a 0 graus F durante cerca de 20 minutos.

Nutrição:

- Calorias: 302

- Gordura: 13g

- Carboidratos: 1.9g

- Proteína: 33.4g

- Fibra: 0.3g

25. Perna de Borrego Assado

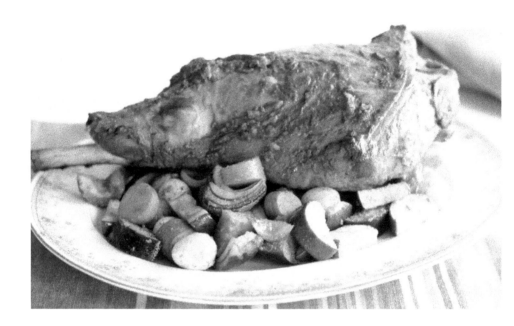

Tempo de preparação: 15 minutos

Tempo de cozedura: 2 horas e 30 minutos

Porções: 12

Ingredientes:

- Perna de cordeiro com osso de 1-112 a 144 onças, aparada

- 1 chávena de caldo de galinha

Marinada:

- 1/3 chávena de alecrim fresco picado

- 2 colheres de sopa de mostarda Dijon

- 2 colheres de sopa de azeite de oliva

- 8 dentes de alho picados

- 1 colher de chá de molho de soja de sódio reduzido

- 1/2 colher de chá de sal

- 1/2 colher de chá de pimenta

Direcções:

1. Pré-aqueça o seu forno a 325°F.

2. Combinar os ingredientes da marinada e revestir o borrego. Refrigerar com cobertura durante a noite.

3. Colocar o borrego sobre uma grelha utilizando uma assadeira rasa com o lado gordo para cima.

4. Cozer sem cobertura durante 1 ½ hora.

5. Verter o caldo e depois cobrir com folha solta. Cozer durante mais 1 ½ horas ou até a carne se transformar no dote desejado.

6. Deixar o borrego arrefecer durante 10 a 15 minutos antes de o cortar.

Nutrição:

- Calorias: 246

- Hidratos de carbono: 2g

- Fibra: 0g

- Gorduras: 11g

- Sódio: 320 mg

- Proteína: 33g

26. Costeletas de Borrego Caril

Tempo de preparação: 15 minutos

Tempo de cozedura: 30 minutos

Porções: 2

Ingredientes:

- 4-4 onças de costeletas de lombo de borrego com osso

- 1 colher de sopa de óleo de canola

- 3/4 chávena de sumo de laranja

- 2 colheres de sopa de molho teriyaki de sódio reduzido

- 2 colheres de chá de casca de laranja ralada

- 1 colher de chá de pó de caril

- 1 dente de alho, picado

- 1 colher de chá de amido de milho

- 2 colheres de sopa de água fria

Direcções:

1. Costeletas de borrego castanhas de ambos os lados sobre óleo de canola.

2. Combinar os outros cinco ingredientes e despejá-los sobre a frigideira. Cobrir e deixar ferver durante 15 a 20 minutos ou até que o borrego fique tenro. Retirar do lume e manter quente.

3. Combinar os dois últimos ingredientes até que fiquem lisos. Misturar na frigideira e ferver durante 2 minutos ou até engrossar.

4. Servir com arroz cozido a vapor, se desejado.

Nutrição:

- Calorias: 337

- Hidratos de carbono: 15g

- Fibra: 1g

- Gorduras: 17g

- Sódio: 402 mg

- Proteína: 30g

27. Costeletas de Porco em Molho de Pepino

Tempo de preparação: 4 horas e 15 minutos

Tempo de cozedura: 15 minutos

Porções: 4

Ingredientes:

Marinada:

- Lombinho de porco de 16 onças, cortado em fatias grossas de ½-inch

- 1 pequena cebola picada

- 2 colheres de sopa de sumo de limão

- 1 colher de sopa de salsa fresca picada

- 2 dentes de alho picados

- 3/4 colher de chá de tomilho seco

- 1/8 colher de chá de pimenta

Molho de Pepino:

- 1 pequeno tomate semeado e picado

- 2/3 chávena de iogurte simples, com gordura reduzida

- 1/2 copo de pepino sem sementes, picado

- 1 colher de sopa de cebola, finamente picada

- 1/2 colher de chá de sumo de limão

- 1/8 colher de chá de pó de alho

Direcções:

1. Misturar todas as fixações da marinada e marinar as costeletas durante 4 horas (ou durante a noite). Cobrir e refrigerar.

2. Combinar todos os ingredientes do molho de pepino e misturar. Cobrir e refrigerar.

3. Escorra e deite fora as costeletas de marinada numa panela de grelhar untada. Brolhar durante 6 a 8 minutos, cada lado a 4 polegadas do calor. Servir com molho de pepino.

Nutrição:

- Calorias: 177

- Hidratos de carbono: 8g

- Fibra: 1g

- Gorduras: 5g

- Sódio: 77 mg

- Proteína: 25g

28. Costeletas de Borrego Grelhadas

Tempo de preparação: 4 horas e 15 minutos

Tempo de cozedura: 15 minutos

Porções: 4

Ingredientes:

- Costeletas de lombo de borrego de 8-3 onças

Marinada:

- 1 pequena cebola fatiada

- 2 colheres de sopa de vinagre de vinho tinto

- 1 colher de sopa de sumo de limão

- 1 colher de sopa de azeite de oliva

- 2 colheres de chá de alecrim fresco picado (substituto 3/4 colheres de chá de alecrim picado seco)

- 2 colheres de chá de mostarda Dijon

- 1 dente de alho picado

- 1/2 colher de chá de pimenta

- 1/4 colher de chá de sal

- 1/4 colher de chá de gengibre moído

Direcções:

1. Revestir as costeletas de borrego com a mistura combinada da marinada. Cobrir e refrigerar durante 4 horas ou durante a noite.

2. Drenar e descartar a marinada. Olear ligeiramente o grelhador.

3. Grelhar costeletas de borrego durante 4 a 7 minutos de cada lado em lume médio. Servir.

Nutrição:

- Calorias: 164

- Hidratos de carbono: 0g

- Fibra: 0g

- Gorduras: 8g

- Sódio: 112 mg

- Proteína: 21g

29. Carne de porco e orzo numa tigela

Tempo de preparação: 15 minutos

Tempo de cozedura: 30 minutos

Porções: 6

Ingredientes:

- 24 onças de lombinho de porco

- 1 colher de chá de pimenta moída grosseiramente

- 2 colheres de sopa de azeite de oliva

- 3 quartos de água

- 1-1/4 chávenas de massa orzo, não cozinhada

- 1/4 colher de chá de sal

- Embalagem de 1-6 onças de espinafres recém-nascidos

- 1 chávena de tomate de uva cortado pela metade

- 3/4 chávena de queijo feta, esmigalhado

Direcções:

1. Esfregar pimenta na carne de porco; fatiar num cubo de tamanho de uma polegada. Aqueça óleo em lume médio numa frigideira grande antiaderente e coza a carne de porco durante 8 a 10 minutos.

2. Entretanto, ferver água e cozinhar o orzo. Acrescentar sal. Manter a descoberto e cozinhar durante 8 minutos. Adicionar no espinafre e cozinhar até o orzo ficar tenro (cerca de 45 a 60 segundos). Escorrer.

3. Acrescentar tomates e calor através. Mexer o orzo e o queijo.

Nutrição:

- Calorias: 372

- Hidratos de carbono: 34g

- Fibra: 3g; Gorduras: 11g

- Sódio: 306 mg; Proteína: 31g

30. Medalhão de porco em molho de alcaparras de limão

Tempo de preparação: 5 minutos

Tempo de cozedura: 30 minutos

Porções: 4

Ingredientes:

- 1-16 onças de lombinho de porco, cortado em 12 fatias e achatado ¼ polegada de espessura

- 1/2 chávena de farinha para todos os fins

- 1/2 colher de chá de sal

- 1/4 colher de chá de pimenta

- 1 colher de sopa de manteiga

- 1 colher de sopa de azeite de oliva

Molho:

- 1 chávena de caldo de galinha, de sódio reduzido

- 1/4 chávena de vinho branco (ou ¼ chávena de caldo de galinha de sódio reduzido)

- 1 dente de alho picado, picado

- 1 colher de sopa de alcaparras drenadas

- 1 colher de sopa de sumo de limão

- 1/2 colher de chá de alecrim seco esmagado

Direcções:

1. Cobrir fatias de carne de porco em farinha, pimenta e mistura de sal.

2. Cozinhar fatias de carne de porco em lotes utilizando mistura de óleo e manteiga até que os sumos sejam limpos. Retirar da frigideira e manter quente.

3. Combinar os três primeiros ingredientes na mesma frigideira.

4. Mexer para soltar pedaços castanhos. Deixar ferver até reduzir a metade, depois mexer os restantes ingredientes até aquecer. Servir com carne de porco.

Nutrição:

- Calorias: 232

- Hidratos de carbono: 7g

- Fibra: 0g

- Gorduras: 10g

- Sódio: 589 mg

- Proteína: 24g

31. Lombinho recheado da época festiva

Tempo de preparação: 15 minutos

Tempo de cozedura: 60 minutos

Porções: 8

Ingredientes:

- 4 colheres de chá de azeite de oliva, divididas

- 2 chalotas picadas

- Embalagem de 1-8-pontas de cogumelos cremini fatiados

- 3 dentes de alho picados, divididos

- 1 colher de sopa de tomilho fresco, picado (adicionar extra para guarnição)

- 1 1/2 colher de chá de salsa fresca, picada (adicionar extra para guarnição)

- 1/4 copo de xerez seco (ou pode usar vinagre de vinho tinto)

- 32 a 40 onças de lombinho de carne

- 1/2 chávena de migalhas de pão, trigo integral fresco

- 1 colher de chá de sal

- 1/2 colher de chá de pimenta preta

Direcções:

1. Pré-aqueça o seu forno a 425°F.

2. Aquecer 2 colheres de sopa de óleo em lume médio e cozer chalotas durante 5 minutos ou até que estejam tenras. Acrescentar cogumelos e mexer-cozinhar até amolecer (cerca de 8 minutos).

3. Misturar o alho mais ervas aromáticas e cozinhar mais um minuto antes de adicionar o xerez seco. Reduzir o xerez para metade, depois remover e deixar arrefecer.

4. Cortar a carne de vaca longitudinalmente parecendo as asas de borboleta. Cubra com plástico e libra usando um martelo até à espessura de ½-inch.

5. Mexa o pão ralado na sua mistura de cogumelos antes de espalhar uniformemente sobre a carne. Deixe um espaço de 1 polegada à volta da borda.

6. Enrolar a carne ao estilo do rolo de gelatina e prender com fio de cozinha no intervalo de uma polegada. Colocar a carne enrolada numa grelha dentro de uma assadeira pouco funda.

7. Misture o resto das fixações e esfregue sobre a carne de vaca assada durante 35-40 minutos para a carne de vaca média-rara ou de acordo com a sua doação desejada.

8. Deixar arrefecer 15-20 minutos com folha solta antes de esculpir. Servir com tomilho extra e salsa.

Nutrição:

- Calorias: 195

- Hidratos de carbono: 5g

- Fibra: 1g

- Gorduras: 9g

- Sódio: 381 mg

- Proteína: 21g

32. Lombo de porco italiano

Tempo de preparação: 15 minutos

Tempo de cozedura: 2 horas e 20 minutos

Porções: 2

Ingredientes:

- 1-40 onças de lombo de porco aparado

- 1 colher de chá de sal kosher

- 3 dentes de alho esmagados e descascados

- 2 colheres de sopa de azeite extra-virgem

- 2 colheres de sopa de alecrim fresco, picado

- 1 colher de sopa de raspa de limão, ralado na hora

- 3/4 chávena de vermute seco (ou substituto com vinho branco)

- 2 colheres de sopa de vinagre de vinho branco

Direcções:

1. Amarrar o lombo com um fio de cozinha em dois lados e o meio para não aplanar.

2. Amassar o sal e o alho para fazer uma pasta. Mexer os outros ingredientes, excepto o vermute e o vinagre. Esfregar a mistura em todo o lombo e refrigerar sem cobertura durante uma hora.

3. Lombo assado a uma temperatura pré-aquecida de 375°F, virando-o uma ou duas vezes durante 40 a 50 minutos. Colocá-lo numa tábua de cortar e deixá-lo arrefecer durante 10 minutos.

4. Enquanto arrefece, verta o vermute e o vinagre na sua assadeira a uma temperatura média-alta. Ferva em lume brando durante 2 a 4 minutos, raspando os pedaços castanhos e reduzindo o líquido a metade.

5. Remover o cordel e cortar o assado em fatias. Acrescentar o excesso de sumo ao molho e servir.

Nutrição:

- Calorias: 182

- Hidratos de carbono: 0.6g

- Fibra: 0.1g; Gorduras: 8.3g

- Sódio: 149 mg; Proteína: 20.6g

33. Carne bovina do Mediterrâneo

Tempo de preparação: 15 minutos

Tempo de cozedura: 25 minutos

Porções: 4

Ingredientes:

- 8 onças de carne moída magra

- 4 dentes de alho picados

- 3/4 colher de chá de sal, dividido

- 1/4 colher de chá de pimenta

- 3 colheres de chá de azeite de oliva, divididas

- 1 cebola vermelha cortada em fatias médias

- 2 zucchinis médios, fatiados

- 1 pimenta verde de tamanho médio

- 1-28 onças podem cortar os tomates em cubos, não drenados

- 1 colher de chá de vinagre de vinho tinto

- 1 colher de chá de manjericão seco

- 1 colher de chá de tomilho seco

Direcções:

1. Carne bovina salteada em ¼ colher de chá de sal, alho, pimenta e uma colher de chá de óleo em lume médio até a carne ficar castanha. Escorra e retire. Manter quente.

2. Utilizando a mesma frigideira, verter o óleo restante e refogar a cebola. Adicionar as abobrinhas e a pimenta verde e mexer durante 4 a 6 minutos até ficar estaladiço.

3. Agitar os restantes ingredientes. Adicionar carne de vaca e cozinhar até ser servido aquecido através de massa ou arroz integral.

Nutrição:

- Calorias: 204

- Hidratos de carbono: 18g

- Fibra: 6g

- Gorduras: 9g

- Sódio: 739 mg

- Proteína: 15g

34. Almôndegas de Carne com Molho de Cereja

Tempo de preparação: 30 minutos

Tempo de cozedura: 15 minutos

Porções: 42

Ingredientes:

- 1 chávena de migalhas de pão, temperadas
- 1 pequena cebola picada
- 1 ovo grande levemente batido
- 3 dentes de alho picados
- 1 colher de chá de sal
- 1/2 colher de chá de pimenta
- 16-ounce 90% de carne moída magra
- Carne de porco moída de 16 onças

Molho:

- 1-21 onça lata de recheio de torta de cereja
- 1/3 xerez de chávena (ou caldo de galinha substituto)
- 1/3 chávena de vinagre de cidra
- 1/4 chávena de molho de bife
- 2 colheres de sopa de açúcar mascavado
- 2 colheres de sopa de molho de soja, sódio reduzido
- 1 colher de chá de mel

Direcções:

1. Pré-aqueça o seu forno a 400°F.

2. Misturar as primeiras seis fixações e misturar bem. Acrescentar a carne moída e misturar bem. Moldar a mistura em bolas de 1 polegada. Dispor numa assadeira rasa sobre uma grelha untada.

3. Cozer durante 11 a 13 minutos ou até estar cozido. Esvaziar sumo numa toalha de papel.

4. Numa panela de grandes dimensões, combine todos os ingredientes do molho. Ferver o molho em lume médio. Deixar ferver em lume brando entre 2 a 3 minutos ou até engrossar. - Acrescentar as almôndegas mexer suavemente até aquecer.

Nutrição:

- Calorias: 76

- Hidratos de carbono: 7g

- Fibra: 0g

- Gorduras: 3g

- Sódio: 169 mg

Pão & Pizza

35. Pão Italiano Plano Sem Glúten

Tempo de preparação: 15 minutos

Tempo de cozedura: 30 minutos

Porções: 8

Ingredientes:

- 1 colher de sopa de cidra de maçã

- 2 colheres de sopa de água

- ½ iogurte em chávena

- 2 colheres de sopa de manteiga

- 2 colheres de sopa de açúcar

- 2 ovos

- 1 colher de chá de goma xantana

- ½ tsp sal

- 1 colher de sopa de bicarbonato de sódio

- 1 ½ tsp fermento em pó

- ½ chávena de fécula de batata, não de farinha de batata

- ½ cupioca farinha de tapioca

- ¼ chávena de farinha de arroz integral

- 1/3 chávena de farinha de sorgo

Direcções:

1. Com papel pergaminho, forrar uma assadeira de 8 x 8 polegadas e untar papel pergaminho. Pré-aqueça o forno a 375°F.

2. Misturar goma xantana, sal, bicarbonato de sódio, fermento em pó, todas as farinhas, e amido numa tigela grande.

3. Bater bem açúcar e ovos numa tigela média até ficarem cremosos. Adicionar vinagre, água, iogurte, e manteiga. Bater bem.

4. Verter a mistura de ovos numa tigela de farinha e misturar bem. Transferir a massa viscosa para uma panela preparada e cozer no forno durante 25 a 30 minutos.

5. Se a parte de cima do pão começar a dourar muito, cobrir a parte de cima com folha de alumínio e continuar a cozer até ao fim.

6. Retirar imediatamente do forno e da frigideira e deixá-lo arrefecer. Servir melhor quando está quente.

Nutrição:

- Calorias: 166

- Carboidratos: 27.8g

- Proteína: 3.4g; Gordura: 4.8g

36. Pizza de pequeno-almoço

Tempo de preparação: 15 minutos

Tempo de cozedura: 30 minutos

Porções: 6

Ingredientes:

- 2 colheres de sopa de farinha de coco

- 2 copos de couve-flor, ralados

- ½ colher de chá de sal

- 1 colher de sopa de casca de psílio em pó

- 4 ovos

Toppings:

- Abacate

- Salmão fumado

- Ervas

- Azeite de oliva

- Espinafres

Direcções:

1. Aquecer o forno a 360 graus, depois untar uma bandeja de pizza.

2. Misturar todos os ingredientes numa tigela, excepto coberturas, e manter de lado.

3. Verter a massa de pizza sobre a frigideira e moldá-la numa crosta de pizza uniforme usando as mãos.

4. Cobrir a pizza com coberturas e transferir para o forno.

5. Cozer dentro de 15 minutos até ficar dourado e retirar do forno para servir.

Nutrição:

- Calorias: 454

- Carboidratos: 16g

- Gorduras: 31g

- Proteínas: 22g

- Sódio: 1325mg

- Açúcar: 4.4g

37. Pizza de Farinha de Coco

Tempo de preparação: 15 minutos

Tempo de cozedura: 35 minutos

Porções: 4

Ingredientes:

- 2 colheres de sopa de casca de psílio em pó
- ¾ chávena de farinha de coco
- 1 colher de chá de alho em pó
- ½ colher de chá de sal
- ½ colher de chá de bicarbonato de sódio
- 1 chávena de água a ferver
- 1 colher de chá de vinagre de maçã para cidra
- 3 ovos

Toppings:

- 3 colheres de sopa de molho de tomate
- 1½ oz. Queijo Mozzarella
- 1 colher de sopa de manjericão, recém-cortado

Direcções:

1. Aquecer o forno a 350 graus F, depois olear uma folha de cozedura.

2. Misturar farinha de coco, sal, casca de psyllium em pó e alho em pó até à sua completa combinação. Adicionar ovos, vinagre de cidra de maçã, e bicarbonato de sódio e amassar com água a ferver.

3. Colocar a massa sobre uma folha de cozedura e cobrir com a cobertura-Bake dentro de 20 minutos. Prato para fora e servir quente.

Nutrição:

- Calorias: 173

- Carboidratos: 16.8g

- Gorduras: 7.4g

- Proteínas: 10.4g

- Sódio: 622mg

- Açúcar: 0.9g

38. Mini Pizza Crusts

Tempo de preparação: 15 minutos

Tempo de cozedura: 20 minutos

Porções: 4

Ingredientes:

- 1 chávena de farinha de coco, peneirada

- 8 ovos grandes, 5 ovos inteiros, e 3 claras de ovo

- ½ colher de chá de fermento em pó

- Especiarias italianas, a gosto

- Sal e pimenta preta, a gosto

Para o molho de pizza:

- 2 dentes de alho, esmagados

- 1 colher de chá de manjericão seco

- ½ chávena de molho de tomate

- ¼ colher de chá de sal marinho

Direcções:

1. Aquecer o forno a 350 graus F, depois olear um tabuleiro de ir ao forno.

2. Misturar ovos mais claras de ovos numa tigela grande. Mexer na farinha de coco, fermento em pó, especiarias italianas, sal, e pimenta preta.

3. Fazer pequenas bolinhas de massa a partir desta mistura e pressioná-las no tabuleiro do forno.

4. Transferir para o forno e cozer durante cerca de 20 minutos. Deixar arrefecer as bases de pizza e guardar de lado.

5. Combinar todos os ingredientes para o molho de pizza e sentar-se à temperatura ambiente durante meia hora.

6. Espalhe este molho de pizza sobre as crostas de pizza e sirva.

Nutrição:

- Calorias: 170

- Carboidratos: 5.7g

- Gorduras: 10.5g

- Proteínas: 13.6g

- Sódio: 461mg

- Açúcar: 2.3g

39. Pizza de Pepperoni

Tempo de preparação: 15 minutos

Tempo de cozedura: 40 minutos

Porções: 4

Ingredientes:

- Crosta

- Queijo mozzarella de 6 oz., desfiado

- 4 ovos

Topping:

- 1 colher de chá de orégãos secos

- 1½ oz. pepperoni

- 3 colheres de sopa de pasta de tomate

- Queijo mozzarella de 5 oz., desfiado

- Azeitonas

Direcções:

1. Aquecer o forno a 400 graus F e untar uma folha de cozedura.

2. Bater os ovos e o queijo numa tigela e espalhá-los sobre uma assadeira.

3. Transferir para o forno e cozer durante cerca de 15 minutos até ficar dourado. Retirar do forno e deixar arrefecer.

4. Aumentar a temperatura do forno para 450 graus F. Espalhar a pasta de tomate na crosta e por cima com orégãos, pepperoni, queijo, e azeitonas por cima.

5. Cozer novamente dentro de 10 minutos e servir quente.

Nutrição:

- Calorias: 356

- Carboidratos: 6.1g

- Gorduras: 23.8g

- Proteínas: 30.6g

- Sódio: 790mg

- Açúcar: 1.8g

40. Pizza de crosta fina com baixo teor de carboidratos

Tempo de preparação: 15 minutos

Tempo de cozedura: 25 minutos

Porções: 6

Ingredientes:

- 2 colheres de sopa de molho de tomate

- 1/8 colher de chá de pimenta preta

- 1/8 colher de chá de flocos de piripiri

- Pão pita de 1 peça com baixo teor de carboidratos

- queijo mozzarella de 2 onças de baixa humidade

- 1/8 colher de chá de alho em pó

Toppings:

- Bacon

- Pimentos vermelhos assados

- Espinafres

- Azeitonas

- Pesto

- Alcachofras

- Salame

- Pepperoni

- Carne assada

- Prosciutto

- Abacate

- Presunto

- Pasta de Pimenta

- Sriracha

Direcções:

1. Aquecer o forno a 450 graus F, depois olear um prato de cozedura.

2. Misturar molho de tomate, pimenta preta, flocos de piripiri e alho em pó numa tigela e guardar de lado.

3. Colocar o pão pita de baixo teor de carboidratos no forno e cozer durante cerca de 2 minutos. Retirar do forno e espalhar o molho de tomate sobre o mesmo.

4. Acrescentar queijo mozzarella e top com as suas coberturas favoritas. Cozer de novo durante 3 minutos e servir.

Nutrição:

- Calorias: 254

- Carboidratos: 12.9g

- Gorduras: 16g

- Proteínas: 19.3g

- Sódio: 255mg

- Açúcar: 2.8g

41. BBQ Pizza de Frango

Tempo de preparação: 15 minutos

Tempo de cozedura: 30 minutos

Porções: 4

Ingredientes:

- Crosta de Pizza Sem Leite

- 6 colheres de sopa de queijo parmesão

- 6 ovos grandes

- 3 colheres de sopa de casca de psílio em pó

- Sal e pimenta preta, a gosto

- 1½ colheres de chá de tempero italiano

Toppings:

- Frango com 6 oz. rotisserie, desfiado

- Queijo de 4 oz. cheddar

- 1 colher de sopa de maionese

- 4 colheres de sopa de molho de tomate

- 4 colheres de sopa de molho BBQ

Direcções:

1. Aquecer o forno a 400 graus F e untar um prato de cozedura.

2. Colocar todos os ingredientes de Pizza Crust numa misturadora de imersão e misturar até ficar liso. Espalhar a mistura da massa na assadeira e transferi-la para o forno.

3. Cozer durante cerca de 10 minutos e topos com coberturas favoritas. Cozer durante cerca de 3 minutos e servir.

Nutrição:

- Calorias: 356

- Carboidratos: 2.9g

- Gorduras: 24.5g

- Proteínas: 24.5g

- Sódio: 396mg

- Açúcar: 0.6g

42. Pizza de Crosta de Frango de Búfalo

Tempo de preparação: 15 minutos

Tempo de cozedura: 25 minutos

Porções: 6

Ingredientes:

- 1 chávena de mozzarella de leite integral, desfiada

- 1 colher de chá de orégãos secos

- 2 colheres de sopa de manteiga

- Coxas de frango de 1 libra, sem osso e sem pele

- 1 ovo grande

- ¼ colher de chá de pimenta preta

- ¼ colher de chá de sal

- 1 talo de aipo

- 3 colheres de sopa Franks Red Hot Original

- 1 talo de cebolinha verde

- 1 colher de sopa de creme azedo

- Queijo bleu de 1 salto, desmoronado

Direcções:

1. Aquecer o forno a 400 graus F e untar um prato de cozedura.

2. Processar as coxas de frango num processador de alimentos até ficarem macias. Transferir para uma tigela grande e adicionar ovo, ½ chávena de mozzarella triturada, orégãos, pimenta preta, e sal para formar uma massa.

3. Espalhar a massa de frango na assadeira e transferi-la para o forno. Cozer durante cerca de 25 minutos e guardar de lado.

4. Entretanto, aquecer manteiga e adicionar aipo, e cozinhar durante cerca de 4 minutos-Mix Franks Red Hot Original com o creme azedo numa tigela pequena.

5. Espalhar a mistura do molho sobre a côdea, cobrir com o aipo cozido e restante ½ chávena de mozzarella e o queijo bleu. Cozer novamente em 10 minutos, até que o queijo esteja derretido.

Nutrição:

*   Calorias: 172

*   Carboidratos: 1g

*   Gorduras: 12.9g

*   Proteínas: 13.8g

*   Sódio: 172mg

*   Açúcar: 0.2g

43. Pizza de manjericão com pimentão fresco

Tempo de preparação: 15 minutos

Tempo de cozedura: 25 minutos

Porções: 3

Ingredientes:

Base de Pizza:

- ½ chávena de farinha de amêndoa

- 2 colheres de sopa de creme de queijo

- 1 colher de chá de tempero italiano

- ½ colher de chá de pimenta preta

- queijo mozzarella de 6 onças

- 2 colheres de sopa de casca de psílio

- 2 colheres de sopa de queijo parmesão fresco

- 1 ovo grande

- ½ colher de chá de sal

Toppings:

- queijo cheddar de 4 onças, desfiado

- ¼ chávena de molho Marinara

- 2/3 pimentão médio

- 1 tomate médio de videira

- 3 colheres de sopa de manjericão, fresco picado

Direcções:

1. Aquecer o forno a 400 graus F e untar um prato de cozedura.

2. Queijo mozzarella de micro-ondas durante cerca de 30 segundos e no topo com a restante crosta de pizza.

3. Adicionar os restantes ingredientes da pizza ao queijo e misturar. Aplanar a massa e transferi-la para o forno.

4. Cozer durante cerca de 10 minutos. Retirar, e cobrir a pizza com as coberturas e cozer durante mais 10 minutos. Retirar a pizza do forno e deixá-la arrefecer.

Nutrição:

- Calorias: 411

- Carboidratos: 6.4g

- Gorduras: 31.3g

- Proteínas: 22.2g

- Sódio: 152mg

- Açúcar: 2.8g

Frutas e receitas de sobremesas

44. Um Gosto de Sobremesa

Tempo de preparação: 15 minutos

Tempo de cozedura: 0 minutos

Porções: 2

Ingredientes:

- 1 colher de sopa de coentro

- 1 colher de sopa de cebolinha verde

- 1 manga descascada, semeada e cortada

- ¼ pimentão em chávena, picado

- 2 colheres de sopa de mel

Direcções:

1. Incorporar todos os ingredientes.

2. Servir quando bem combinado.

Nutrição:

- Calorias: 21

- Gordura: 0.1g

- Proteína: 0.3g

45. Cenouras de mel

Tempo de preparação: 5 minutos

Tempo de cozedura: 15 minutos

Porções: 2

Ingredientes:

- 16 onças de cenouras para bebé

- ¼ chávena de açúcar mascavado

Direcções:

1. Cozer cenouras com água numa panela enorme

2. Drenar após 15 minutos, e vaporizar durante 2 minutos.

3. Mexer no açúcar, e servir quando bem misturado.

Nutrição:

- Calorias: 402

- Gordura: 23.3g

- Proteína: 1.4g

46. Tratamento de Cereja Fresca

Tempo de preparação: 10 minutos

Tempo de cozedura: 10 minutos

Porções: 2

Ingredientes:

- 1 colher de sopa de mel

- 1 colher de sopa de amêndoas, esmagadas

- 12 onças de cerejas

Direcções:

1. Pré-aquecer o forno a 350ºF, e durante 5 minutos, cozer as cerejas.

2. Revesti-las com mel, e servir com amêndoas em cima.

Nutrição:

- Calorias: 448

- Gordura: 36.4g

- Proteína: 3.5g

47. Sobremesa de Pêssego Lácteo

Tempo de preparação: 15 minutos

Tempo de cozedura: 10 minutos

Porções: 2

Ingredientes:

- 1 pêssego fresco, descascado e cortado

- 1 colher de chá de açúcar mascavado

- 1 colher de sopa de leite

Direcções:

1. Preparar uma assadeira com uma camada de pêssegos e atirar o leite para o forno.

2. Cobrir os pêssegos com açúcar, e cozer a 350F durante 5 minutos.

Nutrição:

- Calorias: 366

- Gordura: 22.5g

- Proteína: 1.9g

48. Secções de Citrinos

Tempo de preparação: 20 minutos

Tempo de cozedura: 5 minutos

Porções: 2

Ingredientes:

- 1 toranja, descascada e cortada

- ½ copo de pedaços de ananás

- 1 laranja pequena, cortada em pedaços

- ½ colher de sopa de açúcar mascavado

- ½ colher de chá de manteiga, com pouca gordura e sem sal, derretida

Direcções:

- Pré-aquecer um tabuleiro do forno a 350`F.

- Colocar as frutas no tabuleiro, e cobrir com o açúcar mascavado, misturar com a manteiga, e cozer durante 5 minutos.

- Transferência para uma travessa.

Nutrição:

- Calorias: 279

- Gordura: 5.9g

- Proteína: 2.2g

49. Maçãs depois da refeição

Tempo de preparação: 15 minutos

Tempo de cozedura: 25 minutos

Porções: 2

Ingredientes:

- 1 maçã inteira, cortada em pedaços

- ½ copo de pedaços de ananás

- ½ taça de uvas, sem sementes

- ¼ chávena de sumo de laranja

- ¼ colher de chá de canela

Direcções:

1. Pré-aquecer o forno a 350°F.

2. Acrescentar todas as frutas a um prato de cozer.

3. Regar com o sumo de laranja e polvilhar com canela.

4. Cozer durante 25 minutos, e servir quente.

Nutrição:

- Calorias: 124

- Gordura: 3.2g

- Proteína: 0.8g

50. Mordidas de nozes quentes

Tempo de preparação: 10 minutos

Tempo de cozedura: 20 minutos

Porções: 2

Ingredientes:

- 4 colheres de sopa de mel

- 2 chávenas de amêndoas

- 1 colher de sopa de óleo de amêndoa

Direcções:

1. Colocar as amêndoas, inteiras, numa folha de cozedura.

2. Cozer durante 15 minutos a 350°F.

3. Virar a meio caminho, e enrolar as amêndoas em mel.

4. Servir.

Nutrição:

- Calorias: 268

- Gordura: 19.7g

- Proteína: 7.6g

51. Rebentos mergulhados

Tempo de preparação: 12 minutos

Tempo de cozedura: 10 minutos

Porções: 2

Ingredientes:

- 16 onças de couves de bruxelas

- 4 colheres de sopa de mel

- 6 colheres de sopa de passas de uva e nozes, esmagadas

Direcções:

1. Ferver água numa panela.

2. Acrescentar rebentos, e cozinhar durante 10 minutos até ficar macio.

3. Cobrir os rebentos com mel, e revestir bem. Acrescentar nozes e passas de uva.

Nutrição:

- Calorias: 221

- Gordura: 15.1g

- Proteína: 5.3g

52. Pecans e Queijo

Tempo de preparação: 20 minutos

Tempo de cozedura: 0 minutos

Porções: 2

Ingredientes:

- 1 colher de chá de canela, moída

- 4 onças de queijo feta

- 2 onças de nozes pecans, finamente picadas

- 2 colheres de sopa de mel

- 2 ramos de alecrim, fresco, picado

Direcções:

1. Fazer pequenas bolas de queijo.

2. Esmagar os pecans e colocá-los numa tigela rasa com a canela.

3. Enrolar o queijo nas nozes pecã e canela.

4. Mel cinzento sobre as bolas.

5. Servir com alecrim em cima.

Nutrição:

- Calorias: 234; Gordura: 18.6g; Proteína: 7.5g

Conclusão

Gostaria de agradecer aos meus leitores por terem terminado o livro e por o terem chegado até aqui. Desejo-vos a melhor das sortes na vossa viagem de dieta Ketogenic Mediterranean. Pensei que demoraria um minuto na conclusão a estabelecer apenas algumas regras gerais para seguir a arte de uma dieta Ketogénica Mediterrânica. A primeira regra é que pode consumir tantos vegetais verdes quantos quiser. Assim, pode comer todos os espinafres, rúcula, aipo, brócolos que quiser. Independentemente dos vegetais que consumir, não se esqueça de os afogar liberalmente em azeite. Recomendo vivamente que consuma diariamente nozes e abacates. No entanto, ambos podem ser ricos em calorias, e embora normalmente não contemos calorias ou nos preocupemos com porções numa dieta keto, deve limitar-se a um punhado de nozes por dia, e um ou dois abacates por dia. Outras limitações que deve ter em mente são que só deve comer frutos silvestres em quantidades moderadas. Eu diria um quarto de chávena por porção, e pode definitivamente comer tomates, mas também deve limitar as que estão dentro da razão. Se achar que está a ter dificuldades em perder peso, talvez queira dar uma vista de olhos ao seu consumo de bagas. São frutos com baixo teor de açúcar, mas para algumas pessoas, podem causar problemas nas fases iniciais da dieta.

Falemos agora do consumo de carne. A minha recomendação é ter uma porção de peixe gordo por dia. Isso não é necessariamente palatável para todos, mas deve ter peixe pelo menos cinco vezes por semana, se lhe quiser chamar uma dieta mediterrânica. As outras refeições que vai fazer podem conter carne uma ou duas vezes por dia. Pode variar as suas carnes, incluindo aves, carne de porco, borrego e, claro, carne de vaca.

Não recomendo realmente que comam cortes de carne com baixo teor de gordura, apesar de os peritos o terem recomendado numa dieta mediterrânica. Carnes magras são óptimas se estiver a comer hidratos de carbono porque os hidratos de carbono são de onde vem a sua energia. Mas se cortou grãos inteiros, frutas, batatas, etc., tem de obter a sua energia noutro lugar. Pode em parte obtê-la de todo o azeite, e como temos enfatizado repetidamente, deve consumir o máximo de azeite possível. No entanto, quando chegar ao fim, vai precisar de comer alguma carne gorda para obter níveis adequados de energia. Lembre-se também de que pode comer todo o queijo que quiser. Pode comer creme de leite e manteiga, mas deve evitar leite, iogurte e queijo cottage, pois estes produtos contêm demasiados hidratos de carbono.

E assim chegámos ao fim do livro. Espero que tenha sido informativo; e mesmo que não siga rigorosamente este tipo de dieta, espero que lhe dê algumas ideias de como ajustar qualquer dieta que siga. Mais uma vez, obrigado pela leitura.

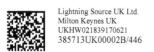

Lightning Source UK Ltd.
Milton Keynes UK
UKHW021839170621
385713UK00002B/446